DEVI RAMAN
JEYAPRABHA P
MADHU S

ANATOMIA E FISIOLOGIA HUMANA EXPERIMENTAL

DEVI RAMAN
JEYAPRABHA P
MADHU S

ANATOMIA E FISIOLOGIA HUMANA EXPERIMENTAL

ScienciaScripts

Imprint

Any brand names and product names mentioned in this book are subject to trademark, brand or patent protection and are trademarks or registered trademarks of their respective holders. The use of brand names, product names, common names, trade names, product descriptions etc. even without a particular marking in this work is in no way to be construed to mean that such names may be regarded as unrestricted in respect of trademark and brand protection legislation and could thus be used by anyone.

Cover image: www.ingimage.com

This book is a translation from the original published under ISBN 978-620-6-14193-8.

Publisher:
Sciencia Scripts
is a trademark of
Dodo Books Indian Ocean Ltd. and OmniScriptum S.R.L publishing group

120 High Road, East Finchley, London, N2 9ED, United Kingdom
Str. Armeneasca 28/1, office 1, Chisinau MD-2012, Republic of Moldova, Europe
Printed at: see last page
ISBN: 978-620-5-67313-3

DEVI RAMAN JEYAPRABHA.P MADHU.S

ANATOMIA E FISIOLOGIA HUMANA EXPERIMENTAL

ÍNDICE

EXPERIÊNCIA NO:1 PARA ESTUDAR OS ÓRGÃOS TEGUMENTARES E SENSORIAIS

ÓRGÃO(PELE) TEGUMENTAR:

A primeira camada, mais superficial, ou superficial, da pele que os raios solares atingem é chamada epiderme. Mais uma vez, a epiderme é a camada mais exterior da pele. A própria epiderme é constituída por várias camadas. Do exterior para o interior, elas são a epiderme:

• Stratum corneum

• Stratum lucidum

• Stratum granulosum

• Stratum spinosum

• Stratum basale

Note, contudo, que o stratum lucidum só se encontra tipicamente em lugares como a sola dos seus pés ou as palmas das suas mãos. Independentemente disso, é bastante fácil lembrar a ordem exacta das camadas da epiderme. Já que estamos a falar de possíveis queimaduras solares, a mnemónica mais fresca para recordar as camadas da epiderme de cima para baixo, ou superficial para o mais profundo, é: 'Venha, vamos apanhar queimaduras solares'.

A primeira letra de cada palavra representa a primeira letra de cada camada. No caso de se interrogar, a epiderme é na realidade a camada de pele que é principalmente afectada na maioria dos casos de queimaduras solares e começa a descascar se for danificada pelos perigosos raios UV da luz.

Tipos de células de pele

Contudo, a sua pele não é um fracote, e tem um mecanismo de defesa que tenta combater os perigosos raios ultravioletas encontrados na luz solar. Na camada mais profunda da epiderme, o stratum basale, que por vezes também é chamado de camada basal, são células chamadas melanócitos.

Estas são células que produzem a melanina pigmentar. É esta substância, a melanina, que determina a cor da pele de um indivíduo. Aqueles com maiores quantidades de melanina na sua pele têm a pele mais escura, ou a sua pele escurece com mais exposição à luz solar.

Os melanócitos na camada basal da epiderme produzem o pigmento melanina Basicamente, à medida que a luz solar atinge a pele, os raios de luz estimulam a produção de melanina por melanócitos. Uma vez que a maioria da melanina é chamada eumelanina, que é uma cor negra acastanhada, a sua pele começa a escurecer à medida que mais melanina é produzida. Tenha em mente que esta melanina não é produzida para lhe dar um bom bronzeado por razões estéticas, mas em vez disso, ajuda a protegê-la contra o cancro - causando radiação ultravioleta encontrada na luz solar que está a assar e a descascar a sua pele na praia. Pelo menos os vampiros pálidos que saem após o crepúsculo não têm de se preocupar com isto.vampiros pálidos à parte, a sua epiderme tem outras células que são bastante importantes. Uma destas células é chamada queratinócitos. Os queratinócitos são células que acabam por morrer a fim de compreender a maioria do estrato córneo. Os queratinócitos são na realidade originários do basal do estrato, mas à medida que amadurecem e envelhecem, passam da camada mais profunda para a mais superficial da epiderme.Uma vez que os queratinócitos realmente antigos chegam ao estrato córneo, são conhecidos como 'corneócitos'. Os corneócitos são basicamente as células que se libertam da sua pele e se tornam parte do pó que flutua à sua volta. Nojento, não é? Quando inalamos o pó, inalamos também as células mortas da pele humana. Por mais nojento que isso possa parecer, os queratinócitos desempenham um grande número de papéis importantes. Um destes papéis envolve na realidade a melanina produzida pelos melanócitos. Os queratinócitos absorvem e armazenam alguma da melanina produzida pelos melanócitos, e isto dá à sua pele uma camada extra de protecção contra a radiação ultravioleta prejudicial dos raios de luz solar. Os queratinócitos armazenam melanina, dando à pele uma camada extra de protecção contra os raios UV Para além de alojar queratinócitos e melanócitos jovens, a camada basal da sua pele também contém outras células, tais como as células Merkel, que são células importantes na sensação de toque.

Com tudo isto em mente, tenho um ponto importante a referir. A camada mais superficial da sua pele que estamos a examinar, a epiderme, é constituída por algo chamado células 'escamosas', que são basicamente um bando de células realmente planas. Tendo em mente essas células escamosas, a camada 'basal' da epiderme onde se encontram as células 'Merkel' e os 'melanócitos', não deve vir como absolutamente nenhum choque que isso:

• Carcinoma de células escamosas
• Carcinoma das células basais
• Carcinoma de células Merkel
• Melanoma

são apenas alguns dos tipos de cancro de pele que se podem obter devido à superexposição à radiação ultravioleta prejudicial dos raios solares. Da próxima vez que estiver a fritar na praia, lembre-se, o seu bronzeado pode ser bonito, mas o cancro de pele parece realmente desagradável.

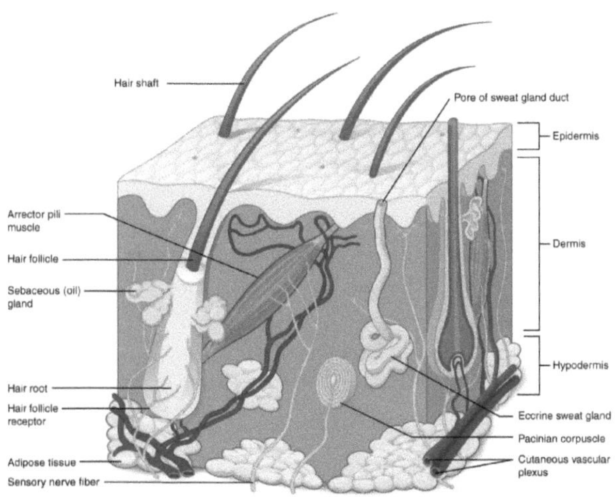

FIG:1 ESTRUTURA DA PELE

Alguns órgãos e órgãos envolvidos em funções sensoriais tais como visão, audição, paladar, olfacto e tacto.

OLHAR:

O olho é o órgão da visão, situado na cavidade orbital e fornecido pelo nervo óptico. Tem uma forma quase esférica e cerca de 2,5 cm de diâmetro.

Estruturalmente os dois olhos estão separados, e algumas das suas actividades são coordenadas. Para que funcionem normalmente como pares.

Há uma parede de três camadas do olho.

As fibras exteriores revestem a esclerótica e a córnea.

A camada vascular média ou uvea ou fibrosa.

Túnica constituída pelo corpo do ciliado coróide e da íris. Retina da camada interna dos tecidos nervosos.

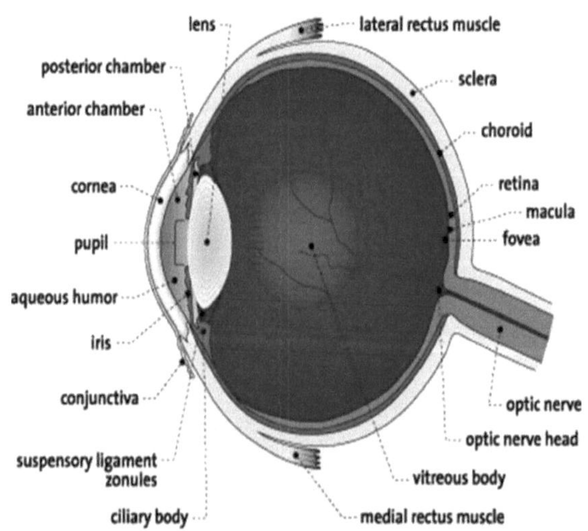

FIG.2: ESTRUTURA DO OLHO

DENTES E LÍNGUA:

O sentido do gosto ou da gestação estão intimamente ligados ao sentido do olfacto e do olfacto leve também envolve a estimulação do receptor de quimioterapia por químicos dissolvidos.

As papilas gustativas contêm quimiorreceptor que se encontram no papilar da língua e que se encontram amplamente distribuídas no epitélio da língua. Consistem num pequeno nervo sensorial do nervo glasso faríngeo facial e vaginal.

Algumas destas células têm cabelos como cílios e a sua borda livre projectando-se para poros minúsculos no seu epitélio.

NOSE:

O sentido do olfacto ou olfacto orgina na cavidade nasal que também actua como uma passagem feita para a respiração. São o nervo sensorial ou olfacto. Orginam como receptor de quimioterapia na membrana mucosa do telhado da cavidade nasal acima do côncavo nasal superior.

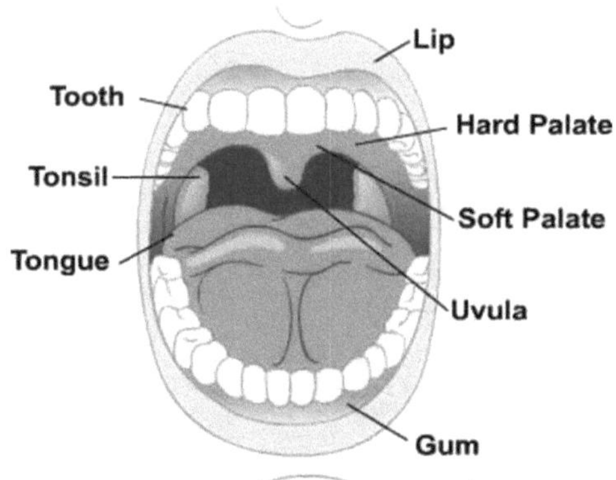

FIG.3: DENTES E LÍNGUA

NERVOS OLFACTACTORIAIS

Os **nervos olfactivos (I)** são nervos sensoriais especiais para o sentido do olfacto. São originários dos receptores do epitélio olfactivo e passam através do foramina olfactivo na placa cribriforme do osso etmoidal, terminando nos bolbos olfactivos. Neurónios especializados chamados receptores olfactivos estão localizados nos epitélios que cobrem o telhado da cavidade nasal, conchas nasais superiores, e septo nasal superior. Os axónios combinam-se formando 20 ou mais "feixes" que penetram na placa cribriforme. Os feixes são partes dos nervos olfativos, que entram nos bolbos olfativos apenas após uma curta distância. Estes bolbos são massas de neurónios em ambos os lados da gala crista. Os aferentes olfativos sinapse dentro dos bolbos olfactivos. Os axónios neuronais pós-sinápticos continuam até ao cérebro ao longo de trajectórias olfativas finas. Os nervos olfactivos são os únicos nervos cranianos que estão directamente ligados ao cérebro sem parar no tálamo. Os outros nervos cranianos sinapse no tálamo.

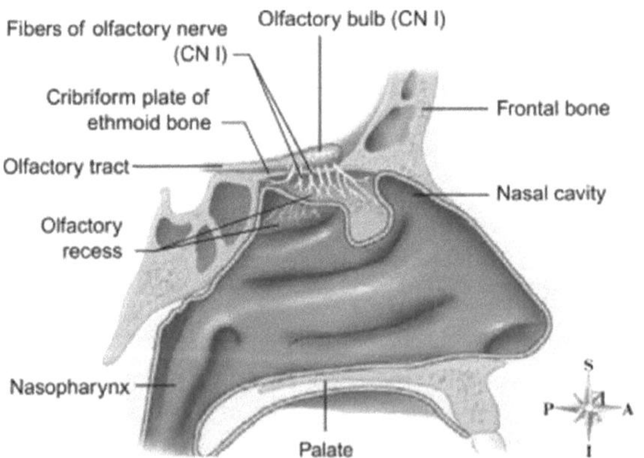

FIG.4: SISTEMA OLFACTIVO

EAR:

O ouvido é o órgão da audição e é também conhecido como o equilíbrio do nosso corpo. É fornecido pelo oitavo nervo craniano. Por exemplo: parte coclear do nervo coclear vestibular que é estimulado pela vibração causada por ondas sonoras.

A orelha está dividida em três partes

1. A orelha externa

2. O ouvido médio

3. O ouvido interno

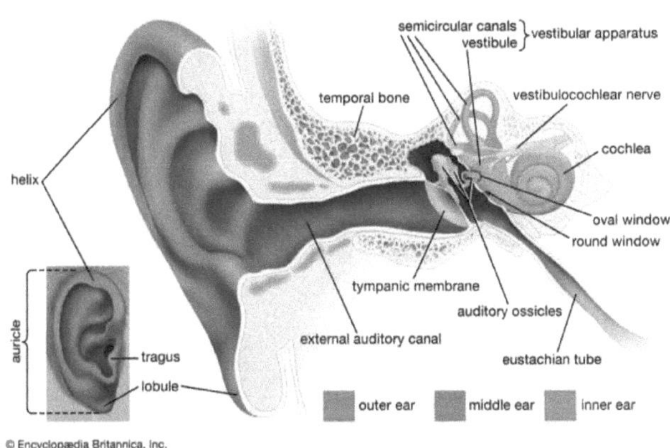

FIG.5: ESTRUTURA DA ORELHA

1. A orelha externa:

O ouvido externo recolhe as ondas sonoras e direcciona-as para o ouvido médio, que por sua vez se transferem para o ouvido interno, onde são convertidas em movimentos em impulsos e transmitidas para a área auditiva e o córtex cerebral.

2. O ouvido médio:

O ouvido médio ou cavidade timpânica é uma pequena câmara estreita, irregular, lateralmente comprimida, situada no interior do osso temporal. É também conhecida como tímpano. É separada do meato adictivo externo por membrana timfânica.

EX.NO:2 PARA ESTUDAR O SISTEMA NERVOSO CENTRAL

INTRODUÇÃO DO CÉREBRO:

O cérebro humano é o órgão mais complexo do corpo humano. Produz cada acção, memória, sensação e experiência duras no mundo. A massa de tecido gelatinoso que pesa cerca de 1,4 kg contém espantosas cem milhões de células nervosas ou neurónios.

LOCALIZAÇÃO:

O cérebro está localizado na parte axial dentro do crânio.

FUNÇÃO:

Actua como principal receptor, organizador e distribuidor do corpo.

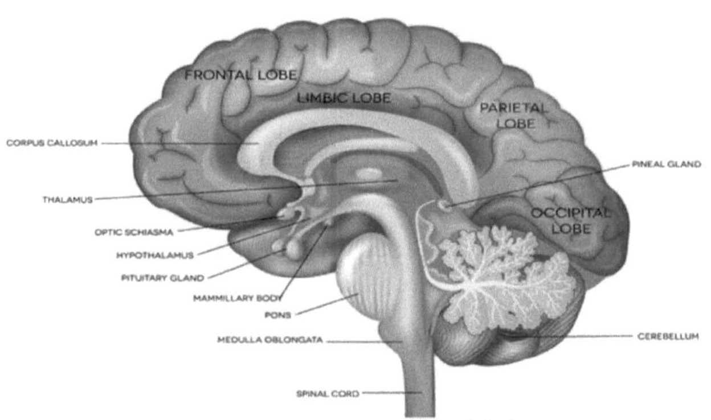

FIG.6: ESTRUTURA DO CÉREBRO

GRAVATA ESPINAL:

INTRODUÇÃO:

A principal coluna de tecido nervoso que está ligada ao cérebro e tecido encontra-se dentro da coluna vertebral e forma-se dentro do nervo espinal emerge.

LOCALIZAÇÃO:

A medula espinal está localizada no forame vertebral e compõe-se de 31 segmentos. O comprimento da medula espinhal é de cerca de 45 cm nos homens e 43 cm nas mulheres.

FUNÇÃO:

A medula espinal desempenhou 2 funções:

Liga uma grande parte do sistema nervoso periférico ao cérebro.

A informação (impulsos nervosos) que chega à medula espinal através dos neurónios sensoriais são transmitidos para o cérebro.

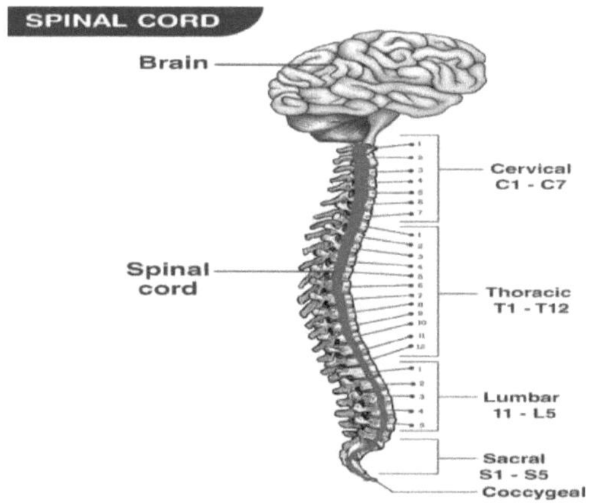

FIG.7: ESTRUTURA DA MEDULA ESPINAL

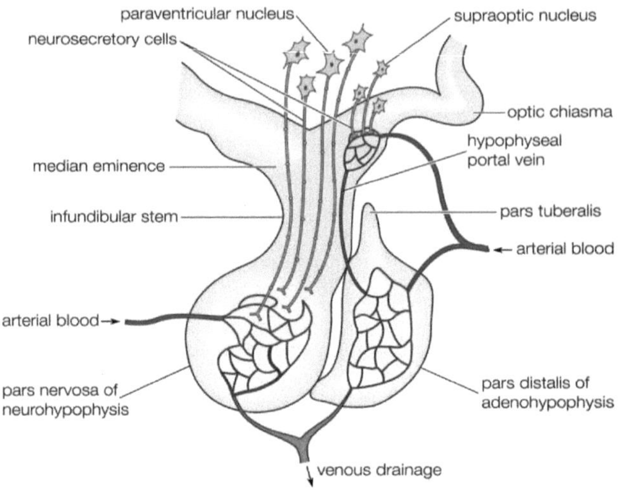

FIG.8: ESTRUTURA DO PITUTARYGLAND

GLÂNDULA PITUITÁRIA:

O hipotálamo controla a libertação de hormonas tanto da anterior como da posterior, mas de forma diferente.

1. A PITUITÁRIA ANTERIOR CONSISTE EM

Hormona de crescimento (GH) Hormona tirotrófica (TSH)

Hormona trófica adrenocortico (ACTH) Hormona folicular estimulante (FSH)

Hormona leutinizante (LH)

2. A PITUITÁRIA POSTERIOR CONSISTE EM

Oxitocina Vasopressina

Hormona antidiurética (ADH)

LOCALIZAÇÃO:

A glândula pituitária situa-se em depressão de osso esfenoidal chamada "sella turcica". É constituída por dois cordões cerebrais

Lóbulo Anterior **FUNÇÕES do** Lóbulo Posterior:

Estas glândulas secretam a hormona paratiróide (PTH,Parathromone)

A secreção é regulada pelos níveis de cálcio no sangue.

A paratromona e a calcitonina da glândula tiróide actuam de forma complementar para manter o nível de cálcio no sangue dentro da gama normal.

Isto é necessário para a contracção muscular

b. Transmissão de impulsos nervosos

c. Coagulação de sangue

d. Acção normal de muitas enzimas

GLANDA TÍRIDO

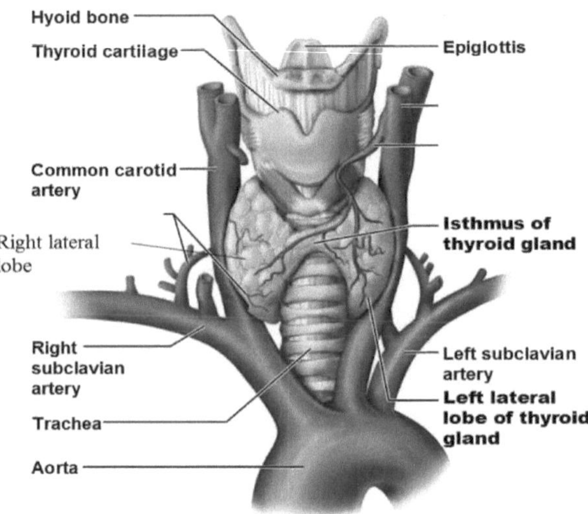

FIG.9: ESTRUTURA DA GLÂNDULA TIRÓIDE

INTRODUÇÃO:

A glândula tiróide é dividida por meio de tecidos conjuntivos em vários lóbulos. Cada lóbulo contém um número de células esféricas chamadas folículos. Cada folículo é revestido por uma única camada de células epiteliais cuboidais. O folículo contém uma substância semelhante à geleia chamada "colóide".

LOCALIZAÇÃO:

A glândula tiróide está situada na parte inferior do pescoço sobre a cartilagem tiróide. A glândula tiróide contém dois lóbulos, um de cada lado da traqueia. Estes dois lóbulos estão ligados por isthamus, que se encontra à margem da traqueia.

FUNÇÕES:

As hormonas da tiróide influenciam o crescimento e o metabolismo Aumento da taxa metabólica basal(BMR)

Armazenamento de iodo

Mielinização do sistema nervoso central.

GLÂNDULA DE ADRENALINA:

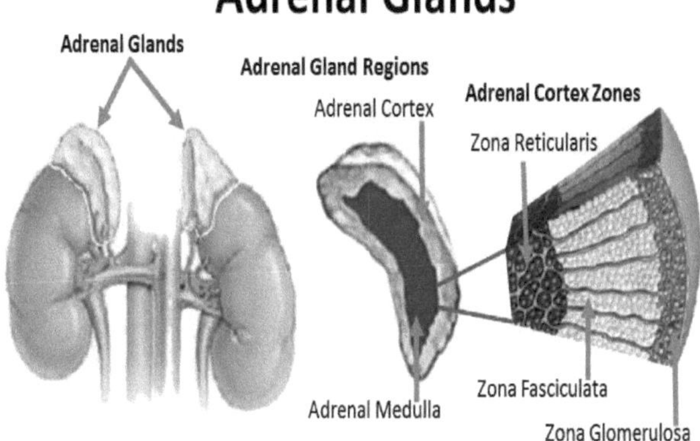

FIG.10: ESTRUTURA DA GLÂNDULA ADRENAL

INTRODUÇÃO:

A glândula de adrenalina pode ser dividida em duas partes que são diferentes em estrutura e funções. São uma medula interior Um córtex exterior O córtex tem três camadas diferentes de célula. São elas Zona glomerulosa, uma camada externa Zona fasciculata, uma camada média Zona reticularis, uma camada interna

LOCALIZAÇÃO:

As glândulas de adrenalina são duas em número de uma glândula que se senta em cima de cada **FUNÇÕES** renais:

Construção do Vaso e aumento da pressão sanguínea.

Relaxamento do intestino. Dilatação da pupila.

Construção de membrana mielinizante em animais.

GLÂNDULA PANCREÁTICA:

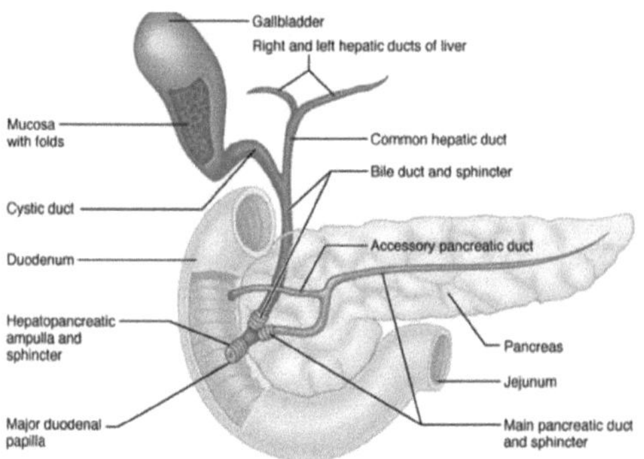

FIG.11: ESTRUTURA DA GLÂNDULA PANCREÁTICA

INTRODUÇÃO:

A maior parte do pâncreas contém células exócrinas chamadas acini. O suco pancreático secreto de acini que é função digestiva.

Entre os acini existem algumas células endócrinas chamadas ilhotas de Langerhans.

LOCALIZAÇÃO:

O pâncreas encontra-se nas paredes abdominais posteriores em frente da aorta abdominal e das vértebras de madeira. Estende-se entre a curvatura em forma de "c" do duodeno e o baço.

O pâncreas contém uma cabeça, um corpo e uma cauda.

FUNÇÃO:

Funciona como uma glândula exócrina. O pâncreas excreta enzimas para decompor as proteínas, lípidos, hidratos de carbono e ácido nucleico nos alimentos

EX Nº:4 EXAME NEUROLÓGICO

OBJECTIVO:

Encontrar a capacidade de dizer se os objectos são ar, frio, quente, suave ou rugoso por determinados sujeitos.

PRINCÍPIO:

Para demonstrar o diferente tipo de receptor na pele. Reunir uma série de objectos que são

Liso (uma maçã) Áspero (papel de areia, rocha) Frio (gelo)
Quente (um pedaço de metal quente ao sol)

Diga a alguém para fechar os olhos ou cegamo-lo e tocamos nos objectos com as mãos ou dedos da pessoa.
Pedir para se preocupar com o que sente?

Com base na pergunta e resposta, o sujeito ajudará a encontrar o exame neurológico que se ligou à activação do receptor e condensador de geração de impulsos para o SNC.

PROCEDIMENTO:

Os olhos dos voluntários de saúde foram fechados por panos. Guardou alguns produtos.

Informá-los para sentir os produtos pelo toque Identificar os detalhes do produto

S.NO	NOME DO PRODUTO	TEMPO NECESSÁRIO PARA A IDENTIFICAÇÃO(SEG)	FUNÇÕES
1.	ÁGUA FRIO	0.1 SCEE	NORMAL
2.	ÁGUA QUENTE	0.1 SCEE	NORMAL
3.	PEDRA	0.1 SCEE	NORMAL
3.	CHALK PIECE	0.1 SCEE	NORMAL
4.	PEN	0.1 SCEE	NORMAL

Note o tempo de identificação e os produtos identificados estão correctos ou não.

RELATÓRIO:

O exame neurológico realizado por determinado sujeito e a sua função neuronal é normal.

INFERNÇA:

O tempo de identificação neurológica do produto examinado não foi excedido quando comparado com o valor padrão(2 mins). O que indica que os neurónios estão em função normal.

EX NO:5 DEMONSTRAÇÃO DE OLFACTO

OBJECTIVO:

Encontrar uma variedade vazia de numerosos cheiros e demonstrar as funções olfactivas.

PRINCÍPIO:

Podemos reconhecer uma grande variedade de cheiros. Alguns odores podem despojar memórias. Para demonstrar o sentido do olfacto
Cheiros: limão, casca de laranja, madeira de cedro, perfume, banana e pinheiro.

As dobras cegas ou contentores seguram os artigos malcheirosos, utilizam apenas uma pequena quantidade de cada artigo e instruem os alunos a tirarem apenas pequenas quantidades de whiffs de cada contentor. Ter especial cuidado com perfume e bolas de traça.

Donald Wilson respondeu que um único neurónio para responder a ordens que activam a proteína receptora, encontrada no neurónio. quando o neurónio morre é substituída a maquilhagem. Assim, inspirado pela mudança, o padrão de actividade do neurónio permanece estável. E é o padrão geral de disparo que é importante . assim, pequenas alterações nos neurónios individuais são pouco susceptíveis de afectar a experiência perceptiva e a activação imediata do nervo olfactivo é expressa pelos estudantes.

FUNÇÕES:

Para seleccionar os voluntários saudáveis, recolher vários artigos que tenham cheiros característicos, tais como cascas de limão| laranja | algodão de colmo embebido em perfume de madeira |banana| agulhas de pinheiro|chocolate|café|durt|vanila|garlic|onion|mint|vinagre|etc. Manter os artigos separados e fechados num recipiente público, para que o cheiro não se misture. Colocar uma dobra cega num estudante(ou perfurar os buracos na parte superior do recipiente para eliminar a necessidade de cegar os olhos e perguntar aos estudantes. Perguntas e comparação:Identificar o artigo pelo cheiro

Avaliar o odor (forte, agradável, neutro, mau ou bom para crianças pequenas)
Falar sobre quaisquer memórias associadas ao cheiro
Note o tempo de identificação e os produtos identificados estão correctos ou não.

RELATÓRIO:

A função olfactiva é normal para um determinado assunto.

INFERÊNCIA:

A função olfactiva é absorvida por diferentes produtos, que são expelidos pelo cheiro. O tempo de absorção não é aumentado, quando comparado com o sentido de tempo padrão(2 min)

S.NO	NOME DO PRODUTO	TEMPO NECESSÁRIO PARA OLFACTO EM SEGUNDOS	FUNÇÃO/ SABOR
1.	Flor	1 seg	Normal / suave
2.	Alho	1 seg	Normal/moderador
3.	Detergente em pó	1 seg	Normal / forte
4.	Folha	1	Normal / suave
5.	Canela	1	Normal /moderado

EX NO:6 DEMONSTRAÇÃO DE GOSTO

OBJECTIVO:

Ai para encontrar uma grande variedade de memórias de sabor e demonstrar a função do nervo gustativo.

PRINCÍPIO:

Podemos reconhecer uma grande variedade de gostos. Alguns gostos podem despertar memórias. Para demonstrar alguns dos gostos tais como doce, azedo, salgado, amargo, picante e adstringente são mantidos os itens de gosto. Como informação teórica de Donald Wilson respondeu que um único neurónio responde ao sabor que activa a proteína receptora encontrada no neurónio. Quando o neurónio morre, é substituído por um neurónio com a mesma composição genética, portanto Inspire a mudança, o padrão de actividade do neurónio permanece estável. E é o padrão geral de disparo que é importante. Assim, é pouco provável que pequenas alterações em neurónios individuais afectem a experiência perceptual e a activação imediata do nervo olfactivo seja ex4perada pelos estudantes.

PROCEDIMENTO:

Para seleccionar os voluntários saudáveis

Recolher vários artigos com sabor distinto, tais como produtos doces, azedos, salgados, amargos, picantes e adstringentes. Manter os artigos separados e fechados num recipiente de plástico. Colocar uma dobra cega num estudante (ou fazer buracos na parte superior dos recipientes, eliminando a necessidade de uma dobra cega) e pedir aos estudantes que questionem e comparem. Identificar o item por sabor Classificar o sabor (forte, agradável, neutro, ácido ou bom para crianças pequenas) Falar sobre quaisquer memórias associadas ao sabor.

Note o tempo de identificação e os produtos identificados estão correctos ou não.

RELATÓRIO:

A função do sabor é normal para um determinado assunto.

INFERÊNCIA:

A função do sabor é observada por produtos diferentes dos quais são expelidos o tempo de observação do sabor não é aumentado quando comparado com o tempo padrão (2 min).

S.NO	NOME DO PRODUTO	TEMPO NECESSÁRIO PARA A IDENTIFICAÇÃO(SEG)	FUNÇÃO
1.	Sal	0.1	Normal
2.	Açúcar	0.1	Normal
3.	Bolachas	0.1	Normal
4.	Apimentado	0.1	Normal

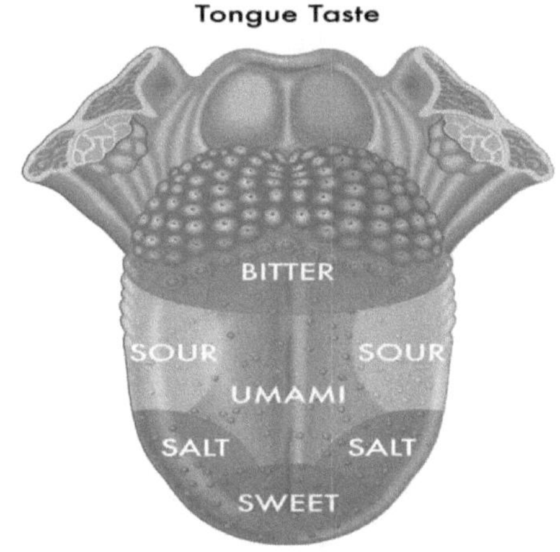

FIG.12: PAPILAS GUSTATIVAS DA LÍNGUA

EX NO:7 DEMONSTRAÇÃO DA ACTIVIDADE VISUAL

OBJECTIVO:

Para determinar a actividade visual do olho por assunto dado.

PRINCÍPIO:

A actividade visual central refere-se ao valsiling do sistema visual para discernir distinções finas no ambiente como medida com estímulos visuais impressos ou projectados. A presença de excelente actividade visual diz aos exames que os meios oculares são claros, a imagem está claramente focada na retina, a via visual aferente está a funcionar e o córtex visual tem aproximadamente interpretado os sinais recebidos a medição da actividade visual é um teste muito sensível da integridade do sistema visual e baralha todos os critérios padrão de um bom teste de rastreio

Há um custo ou risco mínimo para o paciente.

A medição pode ser realizada rápida e facilmente com pouca ou nenhuma formação de examinadores. Há uma elevada prevenção de anomalias detectáveis e

Anormalidades, todas mais frequentemente passíveis de tratamento

PROCEDIMENTO:

Para seleccionar voluntários saudáveis

Na maioria dos (ingresso), ou uma carta ocular impressa Snellen é utilizada com o paciente a 20 pés(6m) de distância como cartão de leitura com uma carta ocular reduzida para 14 polegadas (35 cm). um olho de cada vez no teste com o olho seguinte reduzido.se os óculos de distância forem utilizados pelo paciente (isto é, os óculos com os quais conduz e anda por aí). Devem ser usados durante o teste. Se o cartão de actividade visual reduzida for utilizado a 14 polegadas, o doente com mais de 40 anos deve usar óculos de leitura ou bifocais , caso os doentes o utilizem. Se os óculos não estiverem disponíveis, pode-se obter uma marcação da melhor actividade visual corrigida com o uso de um buraco de pino, segurando o mais próximo possível do olho durante o teste de visão. Fique a 20 pés de distância e leia a carta. Fechar o olho esquerdo e observar a carta de actividade visual. Seguir o procedimento acima.

Note o resultado observado

S.NO	OLHAR	OBSERVAÇÃO	INFERÊNCIA
1.	Certo	Incorrecto	Anormal
2.	Esquerda	Incorrecto	Anormal
3.	Dois olhos	Incorrecto	Anormal

INFERÊNCIA:

O teste de actividade visual do sujeito dado não é passado pela observação do quadro ocular de Sneller.

RELATÓRIO:

A actividade visual é anormal para o sujeito em questão.

EX NO: 8DEMONSTRAÇÃO DA ACTIVIDADE REFLEXIVA

OBJECTIVO:

Para demonstrar a actividade reflexiva dos olhos por um determinado sujeito ou acção reflexiva de picada.

PRINCÍPIO:

Os impulsos nervosos seguem as raízes através do sistema nervoso chamado caminho dos nervos. Algumas das vias nervosas mais simples consistem em pouco mais do que dois neurónios. Que comunicam através de uma única sinapse. Um reflexo é uma resposta motora relativamente simples que não envolve um grande número de interneurónios (ou neurónios de associação). Esta versão mais simples é um reflexo monossnáptico que utiliza um neurónio sensorial e um neurónio motor (por exemplo: reflexos patelares ou de joelho) a maioria dos reflexos são poli sinápticos (envolvidos em mais de dois neurónios) e envolvem a actividade dos interneurónios no centro de integração . neste reflexos mais complicados, os impulsos podem viajar para cima, para baixo e transversais na medula espinal. Uma vez que existe sinapticalmdelay na transmissão neutra na sinapse, quanto mais sinapse existe no caminho reflexo, mais tempo é necessário para iludir os reflexos, os reflexos são mediados por um nervo simples chamado reflexos. Os reflexos têm cinco componentes essenciais (1) o receptor no fim de um neurónio sensorial reage a um estímulo (2) os impulsos nervosos do contexto neuronal sensorial ao longo de uma via aferente em direcção ao SNC(3) o centro de integração consiste numa ou mais sinapses no CNS($) um neurónio motor conduz um impulso nervoso ao longo de uma via eferente do centro de integração para um efector.(5) uma resposta do efector aos impulsos eferentes contraindo (se o efector for uma fibra muscular) ou secretando um produto (se o efector for uma glândula), os reflexos podem ser categorizados como autonómicos ou somáticos . os reflexos autonómicos não são submetidos a controlo contínuo ou mediados pela divisão autonómica do sistema nervoso, e envolvem utilmente a activação do músculo liso, músculo cardíaco, e glândulas. Os reflexos envolventes são rápidos em milésimos de segundos.os impulsos mais rápidos podem atingir 3,20 milhas por hora. Os reflexos somáticos envolvem a estimulação do músculo esquelético através da divisão voluntária somática do sistema nervoso. Distorcidos, exagerados ou reflexos ausentes podem indicar degeneração ou patologia de porções do sistema nervoso muitas vezes antes dos sinais de pother serem aparentes. Se a medula espinal for danificada, então os testes reflexos podem ajudar a determinar a área da lesão. Por exemplo: os nervos motores acima de uma área lesionada podem não ser eficazes, enquanto que os nervos motores na área lesionada ou abaixo dela podem ser incapazes de realizar a actividade reflexiva habitual.

PROCEDIMENTO:

Para seleccionar os voluntários saudáveis Utilizar agulha esterilizada para perfurar a região dos dedos e observar imediatamente a resposta. Utilizar a luz da tocha para passar as fontes de luz em direcção aos olhos e observar imediatamente a resposta. Observar a reacção.

ACÇÃO REFLEXIVA SOBRE A PICADA DE DEDOS:

S.NO	FINGERS	REFLEX TEMPO DE ACÇÃO	OBSERVAÇÕES	INFERÊNCIA
1.	Dedo 1	1	Reacção imediata	Normal
2.	Dedo 2	1	Reacção imediata	normal
3.	Dedo 3	2	Reacção imediata	Normal
4.	Dedo 4	2	Reacção imediata	Normal
5.	Dedo 5	2	Reacção imediata	Normal
6.	Dedo 6	2	Reacção imediata	Normal
7.	Dedo 7	2	Reacção imediata	Normal

REFLEXO DA LUZ DOS OLHOS:

S.NO	OLHAR	REFLEX TEMPO DE ACÇÃO(SEG)	OBSERVAÇÕES	INFERÊNCIA
1.	Certo	2	Acção imediata	normal
2.	Esquerda	1	Acção imediata	normal
3.	Certo	2	Acção imediata	normal
4.	esquerda	2	Acção imediata	normal

INFERÊNCIA:

A acção de reflexo de picada do sujeito dado não está a aumentar, quando comparado com o tempo padrão(2 min). a acção de reflexo ocular do sujeito dado não está a aumentar (2 min) quando comparado com o tempo padrão.

RELATÓRIO:

A acção de reflexo era normal para um determinado assunto.

EX.NO:9 REGISTO DA TEMPERATURA CORPORAL

OBJECTIVO:

Para registar a temperatura corporal de um determinado sujeito por temperatura da asa.

REQUISITOS:

Termómetros, algodão, lenço de papel, papel, álcool e cronómetro.

PRINCÍPIO:

A temperatura corporal normal é cerca de 98,6 F ou 37^0 C. A temperatura varia de 1-2 ou $\frac{1}{2}$-1^0 C. A sua temperatura é normalmente mais baixa de manhã, e aumenta durante o dia. Atinge o seu máximo à tarde ou à noite. Manter a temperatura corporal óptima é essencial para a vida. O desvio da temperatura corporal normal pode ser um importante indicador clínico de alteração do estado fisiológico que requer investigação adicional. A técnica correcta para registar o trabalho importante para os clínicos depende de observações clínicas, pelo que os enfermeiros precisam de ser capazes de interpretar um único fio sozinho. O registo da temperatura, bem como o registo sequencial de padrões no teste de ecrã de alguns limites fisiológicos aceitáveis.

TERMÓMETRO CLÍNICO:

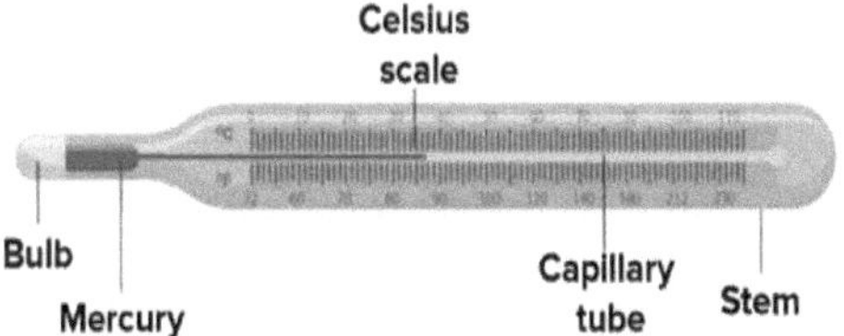

FIG.13: TERMÓMETRO CLÍNICO

PROCEDIMENTO:

Utilize termómetros limpos que tenham sido lavados em água limpa, limpos com álcool e depois enxaguados para remover o álcool. Não coma ou beba nada durante pelo menos 5 minutos antes de testar a sua temperatura. Deve manter a boca fechada durante este tempo.coloque a ponta do termómetro debaixo da língua. segure o termómetro no mesmo local durante os próximos 40 segundos. A leitura vai continuar a aumentar e focar o flash durante a medição. Normalmente o termómetro emite um sinal sonoro quando a leitura final é feita. Se estiver a manter um registo, registe a temperatura com o tempo. Lavar o termómetro com água fria. Limpe-o com álcool e volte a enxaguar.

MEDIÇÃO DA TEMPERATURA:

S.NO	TEMPO DE OBSERVAÇÃO	TEMPERATUR4E
1.	Primeiro	93.2 F 34C
2.	Segundo	94.8F 34.88C
3.	Terceiro	94.6F 34.77C
	Média	94.2F 34.55C

INFERÊNCIA:

A temperatura corporal do sujeito é 94,2F / 34,55C quando comparada com a temperatura normal 98,6F / 37C, o que indica que o sujeito em questão não é afectado pela febre.

RELATÓRIO: A temperatura corporal é normal

EX NO:10 DEMONSTRAÇÃO DE MECANISMO DE FEEDBACK POSITIVO E NEGATIVO

MECANISMO DE FEED BACK POSITIVO:

O mecanismo de feedback positivo causa efeito desestabilizador através do corpo. Assim, não reage em termos homeostáticos, sendo principalmente responsável pela amplificação das mudanças pelo feedback positivo do estímulo, uma vez que conduz a condições instáveis e estados extremos. A maioria dos mecanismos positivos são prejudiciais e, em alguns casos, resultam em morte. Por exemplo, no hálito de uma pessoa que tem um conteúdo muito aconchegante. A quantidade de aconchego no sangue aumenta. Isto é sentido pelos receptores de coz que provocam o aumento da respiração. Assim, a pessoa respira mais rapidamente, tomando mais coz que estimulam ainda mais o receptor. Neste caso, o feedback positivo, muito útil, como a coagulação do sangue, febre, amamentação, etc. O feedback positivo desempenha um papel de contracção do útero, durante o nascimento da criança. A contracção do corpo utrino causada pela hormona da oxitocina. Neste caso, a sutura do g do útero pelo feto estimula a libertação de ocitocina que resulta na contracção do feto e a contracção causa mais pontos e libertação de ocitocina. O ciclo continua, os fetos são expulsos do útero.

MECANISMO DE FEEDBACK NEGATIVO:

O receptor (células sensoriais) presente no corpo da vértebra monitoriza constantemente o ponto de referência do ambiente interno pode activar a célula receptora que retransmite as massas para o centro do cocentro (cérebro/medula espinal). O centro de controlo determina o desvio e a activação dos efectores. Os efectores são geralmente músculos/glândula. Os efectores respondem ao estímulo e ao ponto de referência correcto, quer aumentando ou diminuindo os activos. Assim que o sistema é ligado ao mecanismo de controlo do ccenterand effector é chamado de feedback negativo. No mecanismo de feedback negativo, as alterações no sistema activam automaticamente o mecanismo conjuntivo, que inverte as alterações e mudanças e traz o sistema de volta ao normal. O princípio do termómetro em analogia com o mecanismo de feedback negativo. No termóstato, quando a temperatura excede os intervalos normais, os receptores detectam as alterações e sinalizam o centro de controlo do termóstato ao desligar a placa de aquecimento, permitindo que o termóstato arrefeça. Assim, a temperatura começa a subir novamente.

MECANISMO DE ALIMENTAÇÃO POSTITIVA ACK:

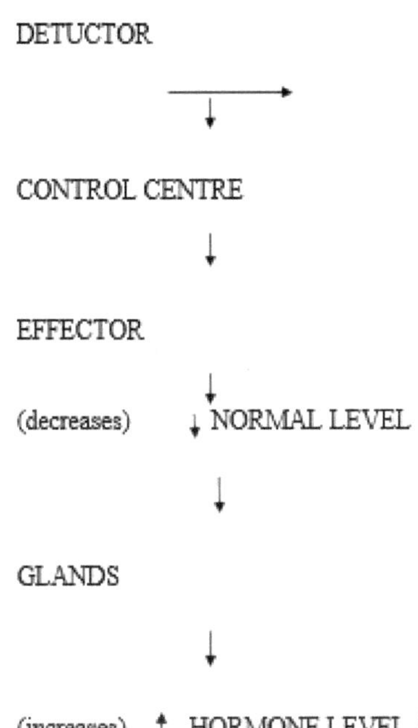

MECANISMO DE RETROALIMENTAÇÃO NEGATIVA

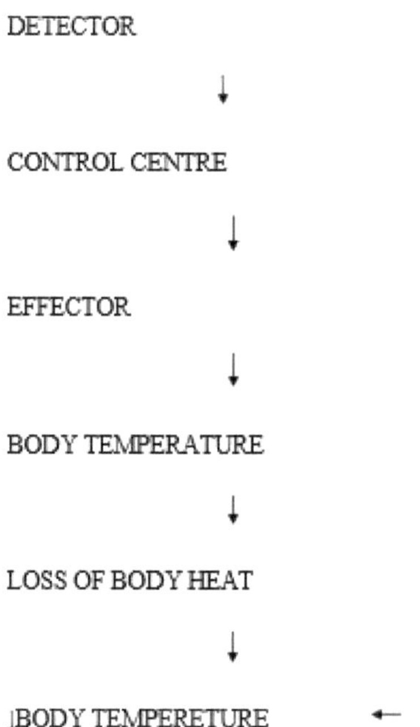

RELATÓRIO:

Estudei o mecanismo de feedback positivo e negativo com a ajuda do gráfico.

EX.NO:11 ESTUDO DO SISTEMA DIGESTIVO HUMANO

O sistema digestivo humano consiste no tracto gastrointestinal mais os órgãos acessórios da digestão (a língua, glândulas salivares, pâncreas, fígado e vesícula biliar). Neste sistema, o processo de digestão tem muitas fases, a primeira das quais começa na boca. A digestão envolve a decomposição dos alimentos em compostos mais pequenos e mais pequenos até que estes possam ser absorvidos e assimilados no corpo.

Mastigação em que os alimentos misturados com saliva iniciam o processo de digestão. Isto produziu uma balaustrada que pode ser engolida pelo esófago e até ao estômago. Aqui é misturado com sumo gástrico até passar para o duodeno.

Depois é misturado com o número de enzimas produzidas pela activação pancreática. Outra enzima digestiva chamada em lipase lingual é secretada pelo sentido das papilas linguais na língua e também das glândulas sensoriais. A digestão é ajudada pela nastigação dos alimentos pelos dentes e também pela peristalse da acção muscular e contracção da segmentação.

O suco gástrico no estômago é essencial para a continuação da digestão como na produção de muco no estômago. A peristalse é a contracção rítmica dos músculos que começam no esófago e continuam ao longo da parede do estômago e do resto do tracto gastrointestinal. Isto resulta inicialmente ou na produção de carrilhão que quando se decompõe totalmente no intestino delgado é absorvido como carrilhão pelo sistema linfático. A maior parte da digestão dos alimentos tem lugar no intestino delgado. A água e alguns minerais são reabsorvidos de volta ao sangue no cólon do intestino grosso. Os produtos residuais do digestivo (faces) dos braços através do recto.

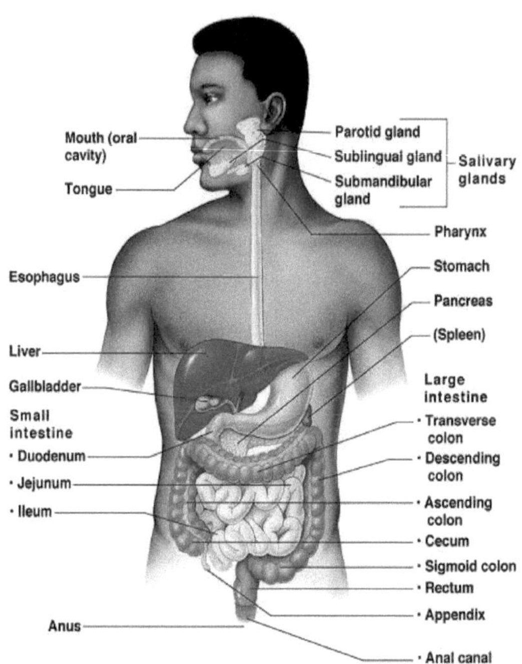

FIG.14: ESTRUTURA DO SISTEMA DIGESTIVO HUMANO

EX NO: 12STUDY DO SISTEMA REPRODUTIVO HUMANO

O sistema reprodutivo ou sistema genial é um sistema de órgão sexual dentro de um organismo que trabalha em conjunto para fins de reprodução sexual. Muitas substâncias não vivas, tais como fluidos, hormonas e fenómenos, são também importantes acessórios do sistema reprodutivo. Ao contrário da maioria dos sistemas de órgãos, o sexo de espécies diferenciadas tem frequentemente diferenças significativas. As diferenças permitem uma combinação de material genético entre dois indivíduos, o que permite uma combinação de material genético entre dois indivíduos, o que permite a possibilidade de uma maior aptidão genética da descendência.

SISTEMA REPRODUTOR MASCULINO:

O sistema reprodutor masculino é uma série de órgãos localizados fora do corpo e à volta da região pélvica de um macho que contribuem para o processo de reprodução. A principal função directa do sistema reprodutor masculino é fornecer o esperma masculino para fertilização do ovam. O principal órgão reprodutor do macho pode ser agrupado na produção e armazenamento do esperma . a produção ocorre nos testes que estão envolvidos no escroto regulador de temperatura, o esperma imaturo viaja então para a epiderme para o desenvolvimento e armazenamento.

A segunda categoria são as glândulas produtoras de fluido ejaculador que incluem as vesículas seminais, próstata e vasodilatadores. A categoria final são as utilizadas para a cópula e deposição dos espermatozóides (espermatozóides) dentro da fêmea, estas incluem o pénis, uretra, canal deferente e glândula de cobre. As principais características sexuais secundárias incluem maior estrutura muscular, voz dependida, pêlos faciais e corporais, ombro largo e desenvolvimento de uma maçã de Adão. Uma importante hormona sexual do sexo masculino é o andrógeno e particularmente a testosterona. Os testículos libertam uma hormona que controla o desenvolvimento de espermatozóides. Esta hormona também responde ao desenvolvimento de características físicas nos homens, tais como pêlos faciais e voz profunda.

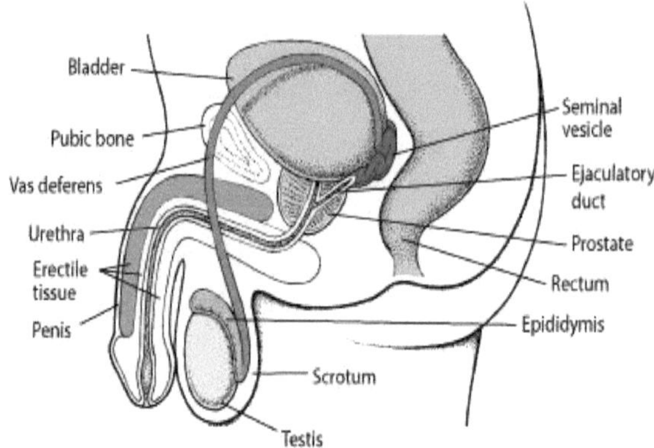

FIG.15: ESTRUTURA DO SISTEMA REPRODUTOR MASCULINO

SISTEMA REPRODUTOR FEMININO:

O sistema reprodutivo feminino humano é uma série de órgãos localizados principalmente no interior do corpo e em torno da região pélvica de uma fêmea que contribuem para o processo reprodutivo. O sistema reprodutivo feminino humano que conduz à vagina, a abertura vaginal para o útero. O útero, que detém o feto em desenvolvimento e o ovário que produz nos óvulos da fêmea. Os seios estão envolvidos durante a fase parental da reprodução, mas a maioria da classificação não é considerada como fazendo parte do sistema reprodutivo feminino. A vagina encontra o exterior na vulva, que também inclui a líbia, o clítoris e a uretra. Durante a relação sexual, esta área é lubrificada por muco segregado pela glândula de Bartholin. A vagina é ligada ao útero através do colo do útero, enquanto que o útero é ligado aos ovários através das trompas de Falópio. Cada ovário contém centenas de células ou óvulos (óvulos singulares) aproximadamente a cada 28 dias . a glândula pituitária liberta uma hormona que estimula a sensação de quem se desenvolve e cresce o óvulo é libertado, estimula a sensação de quem se desenvolve e cresce . um óvulo é libertado e passa através da trompa de Falópio para o útero. O óvulo produzido pelos ovários prepara o útero para receber o óvulo aguarda o esperma para que a fertilização ocorra.Quando isto não ocorre, ou seja, não há esperma para fertilização, a vida do útero chamado endométrio e óvulos não fertilizados são derramados em cada ciclo através do processo de menstruação . é o óvulo que é fertilizado pelo esperma, liga-se ao endométrio e o feto desenvolve-se.

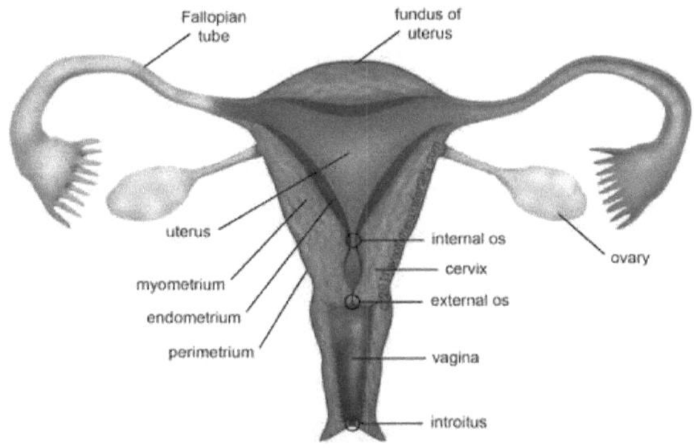

FIG.16: ESTRUTURA DO SISTEMA REPRODUTOR FEMININO

RELATÓRIO:

Estudei o sistema reprodutivo com a ajuda de determinados modais e gráfico.

EX NO:13 ESTUDO DO SISTEMA URINÁRIO HUMANO

O sistema urinário é constituído por rim, bexiga ureter, uretra. O rim filtra o sangue para remover a água e produzir urina. Os ureteres, a bexiga urinária e a uretra formam juntos o tracto urinário que actua como um sistema pulmonar para drenar a urina do rim. Armazenam-na e depois libertam-na durante a micção. Além de filtrar e eliminar resíduos do corpo, o sistema urinário também mantém a homeostática da água, PH, pressão arterial e cálcio. Os rins são um par de órgãos em forma de feijão encontrados ao longo das paredes posteriores da cavidade abdominal. O rim esquerdo está localizado mais acima do rim direito porque o rim direito é muito maior do que o rim esquerdo. Os rins, ao contrário dos outros órgãos da cavidade abdominal, estão localizados no peristómio e tocam os músculos das costas. Os rins estão rodeados por uma camada de adipose que os mantém no lugar e os protege de danos físicos. Os rins filtram os resíduos metabólicos, o excesso de toneladas e produtos químicos do sangue à urina. O útero é um par de tubos que transportam a urina do rim à bexiga urinária. Os ureteres têm cerca de 10-12 polegadas de comprimento e correm do lado esquerdo e direito do corpo paralelamente ao coloração vertebral. A gravidade e peristaltismo do tecido muscular liso na parede do ureter movem a urina em direcção à bexiga urinária. A extremidade do ureter estende-se ligeiramente para dentro da bexiga urinária e é selada no ponto de entrada da bexiga para o valor ureterovesical. A bexiga urinária é um saco como órgão oco utilizado para o armazenamento da urina. A bexiga urinária localiza-se ao longo da linha média da extremidade interior da pélvis do corpo. A urina que entra na bexiga a partir do ureter preenche lentamente o espaço oco da bexiga e estica as suas paredes elásticas. As paredes da bexiga permitem que esta se estique para suportar entre 600 a 800 milli litros de urina. A uretra é o tubo através do qual a urina passa da bexiga para o exterior do corpo. A uretra feminina tem cerca de 2 polegadas de comprimento e termina no interior do clítoris e é superior à abertura vaginal.Nos homens, a uretra tem cerca de 8 a 10 polegadas de comprimento e termina na ponta do pénis. A uretra é também um órgão de oxigénio do sistema reprodutor masculino, uma vez que transporta o esperma para fora do corpo através do pénis. O fluxo de urina através da uretra é controlado pelos músculos internos e externos dos esfíncteres uretrais. O músculo interno dos esfíncteres uretrais é constituído por músculo liso e aberto involuntariamente quando a bexiga atinge um determinado nível de distinção. O esfíncter uretral externo é constituído pelo músculo esquelético e é aberto para permitir que a urina passe através da uretra ou pode ser mantido fechado para atrasar a micção.

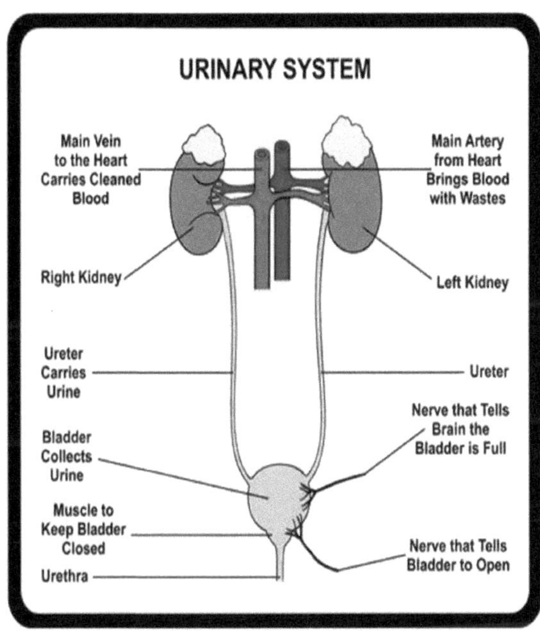

FIG.17: ESTRUTURA DO SISTEMA URINÁRIO

EX.NO:14 ESTUDO DO SISTEMA CARDIOVASCULAR

Funções do sistema cardiovascular

O sangue circula através de uma rede de vasos em todo o corpo para fornecer oxigénio e nutrientes às células individuais e ajuda a eliminar os resíduos metabólicos. O coração bombeia o sangue à volta dos vasos sanguíneos.

Funções do sangue e da circulação:

• Circula o OXIGÉNIO e remove o Dióxido de Carbono.

• Fornece células com NUTRIENTES.

• Remove os produtos residuais do metabolismo para os órgãos excretores para eliminação.

• Protege o corpo contra doenças e infecções.

• A coagulação pára de sangrar após a lesão.

• Transporta HORMONES para células e órgãos-alvo.

• Ajuda a regular a temperatura corporal.

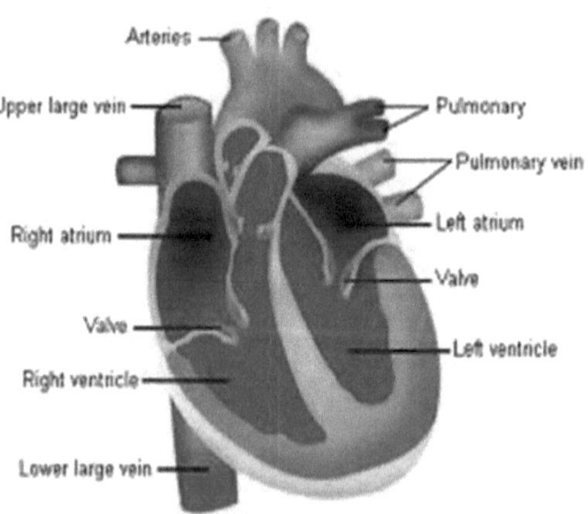

FIG.18: ESTRUTURA DO CORAÇÃO

EX NO:15 MEDIÇÃO DO ÍNDICE BÁSICO DE MASSA

OBJECTIVO:

Para registar o índice de massa corporal (IMC) do sujeito em questão.

CÁLCULO:

Índice de massa corporal=peso em kg/(altura em minutos)2

$=$ 50/(1.700)2

=50/292

IMC = 17.12

RELATÓRIO:

Constatou-se que o índice de massa corporal de determinados sujeitos era de 17,12.

REFERÊNCIAS

1. Essentials of Medical Physiology de K. Sembulingam e P. Sembulingam. Editoras médicas dos irmãos Jaypee, Nova Deli.

2. Anatomia e Fisiologia na Saúde e na Doença por Kathleen J.W. Wilson, Churchill Livingstone, Nova Iorque

3. Base fisiológica da Prática Médica-Melhor e Alfaiate. Williams & Wilkins Co, Riverview, MI U.S.A.

4. Livro de Fisiologia Médica - Arthur C,Guyton e John.E. Hall. Miamisburg, OH, E.U.A.

5. Princípios de Anatomia e Fisiologia por Tortora Grabowski. Palmetto, GA, E.U.A.

6. Textbook of Human Histology de Inderbir Singh, editoras médicas do irmão Jaypee, Nova Deli.

7. Textbook of Practical Physiology de C.L. Ghai, editoras médicas do irmão Jaypee, Nova Deli.

8. Manual prático de Fisiologia Humana de K. Srinageswari e Rajeev Sharma, editoras médicas do irmão Jaypee, Nova Deli.

9. Base fisiológica da Prática Médica-Melhor e Alfaiate. Williams & Wilkins Co, Riverview, MI USA

10. Livro de texto de Fisiologia Médica - Arthur C, Guyton e John. E. Hall. Miamisburg, OH, E.U.A.

11. Human Physiology (vol 1 e 2) pelo Dr. C.C. Chatterrje, Academic Publishers Kolkatas.

12. Study Of Microscope, Practical Human Anatomy And Physiology, S.R.Kale et.al., 8ª edição, Dezembro 2002, pp.2-3

13. Estudo do Microscópio e Técnicas Gerais, Practical Human Anatomy and Physiology, Goyal et.al., pp. 3-5

14. A Manual Of Medical Laboratory Technology, A.V.Naigaonkar et.al., pp.1-11

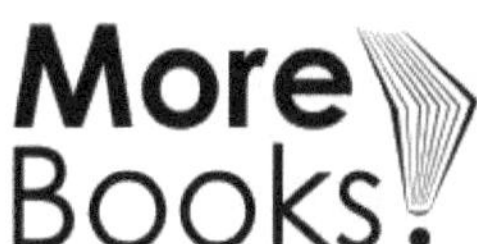

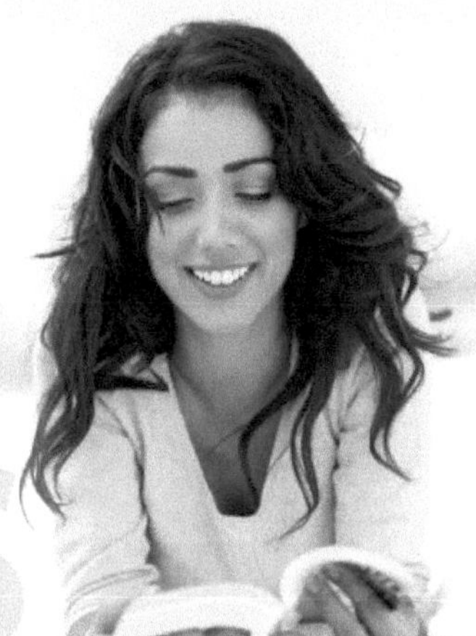

I want morebooks!

Buy your books fast and straightforward online - at one of world's fastest growing online book stores! Environmentally sound due to Print-on-Demand technologies.

Buy your books online at
www.morebooks.shop

Compre os seus livros mais rápido e diretamente na internet, em uma das livrarias on-line com o maior crescimento no mundo! Produção que protege o meio ambiente através das tecnologias de impressão sob demanda.

Compre os seus livros on-line em
www.morebooks.shop

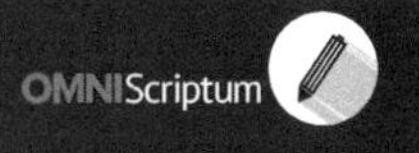

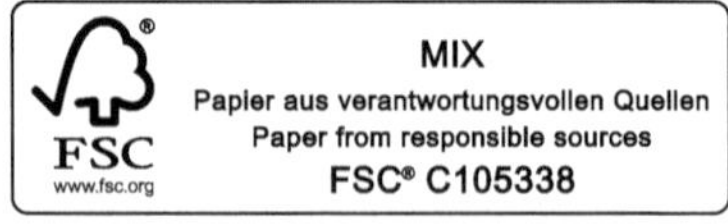

Printed by Books on Demand GmbH, Norderstedt / Germany